BEI GRIN MACHT SICH IHR WISSEN BEZAHLT

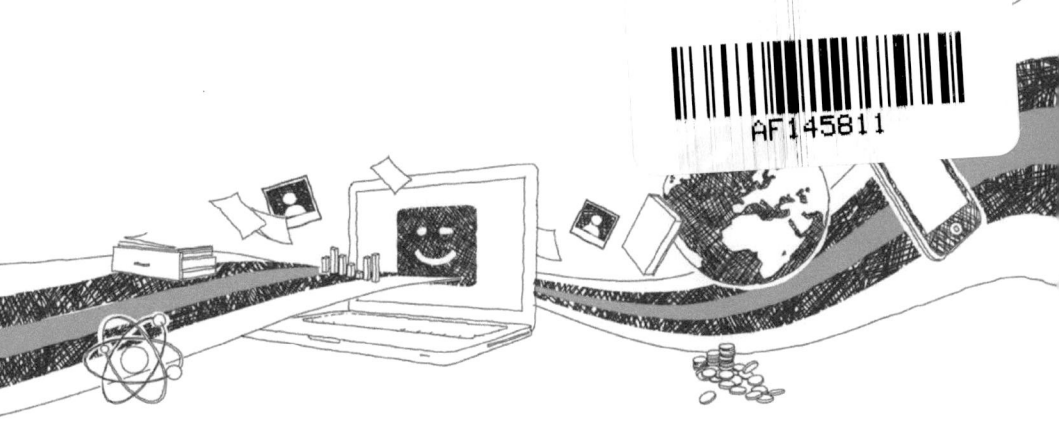

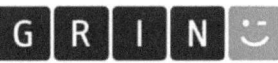

Bibliografische Information der Deutschen Nationalbibliothek:

Die Deutsche Bibliothek verzeichnet diese Publikation in der Deutschen National-
bibliografie; detaillierte bibliografische Daten sind im Internet über http://dnb.d-
nb.de/ abrufbar.

Impressum:

Copyright © 2019 GRIN Verlag
Druck und Bindung: Books on Demand GmbH, Norderstedt Germany
ISBN: 9783668999190

Dieses Buch bei GRIN:

https://www.grin.com/document/493675

Nadine S.

Studien zur Selbstwirksamkeitserwartung. Einsendeaufgabe zur Psychologie des Gesundheitsverhaltens

GRIN Verlag

GRIN - Your knowledge has value

Der GRIN Verlag publiziert seit 1998 wissenschaftliche Arbeiten von Studenten, Hochschullehrern und anderen Akademikern als eBook und gedrucktes Buch. Die Verlagswebsite www.grin.com ist die ideale Plattform zur Veröffentlichung von Hausarbeiten, Abschlussarbeiten, wissenschaftlichen Aufsätzen, Dissertationen und Fachbüchern.

Besuchen Sie uns im Internet:

http://www.grin.com/

http://www.facebook.com/grincom

http://www.twitter.com/grin_com

Deutsche Hochschule für

Prävention und Gesundheitsmanagement

Hermann Neuberger Sportschule 3

66123 Saarbrücken

Einsendeaufgabe

Fachmodul: Psychologie des Gesundheitsverhaltens

Studiengang: Gesundheitsmanagement

Datum
Präsenzphase **11.03.2019-13.03.2019**

Studienort: **München**

Semester: **WS 18**

Inhaltsverzeichnis

1 SELBSTWIRKSAMKEIT 3

1.1 Definition Selbstwirksamkeitserwartung...3

1.2 Spezifische Selbstwirksamkeitserwartung 4

1.3 Vergleich zweier Studien zur Selbstwirksamkeitserwartung.............................5

2 DAS GESUNDHEITSPSYCHOLOGISCHE HANDLUNGSFELD „STRESS"...8

2.1 Definition Stress 8

2.2 Entstehung von Stress 9

2.3 Theoretische Grundlagen 9

2.4 Übersicht der Zahlen und Daten...10

2.5 Präventions- und Interventionsmaßnahmen...10

2.6 Konsequenzen für eine gesundheitsorientierte Beratung 11

3 BERATUNGSGESPRÄCH...12

3.1 Zuordnung in ein Modell des Gesundheitsverhaltens..12

3.2 Die Rolle des Beraters..13

3.3 Beispiel eines Gesprächsverlaufes 13

4 LITERATURVERZEICHNIS...17

5 ABBILDUNGS- UND TABELLENVERZEICHNIS......................18

5.1 Abbildungsverzeichnis...18

5.2 Tabellenverzeichnis..18

1 Selbstwirksamkeit

1.1 Definition Selbstwirksamkeitserwartung

Die Selbstwirksamkeitserwartung, auch Kompetenzerwartung genannt, beschreibt die Fähigkeit einer Person, eine Handlung unter Betrachtung und Selbsteinschätzung der eigenen Kompetenzen und Ressourcen durchführen oder nicht durchführen zu können. Zum Erwerb der Selbstwirksamkeitserwartung betrachtet man vier Quellen für die Informationsgewinnung, die Gefühlsregung, symbolische Erfahrung, indirekte Erfahrung und die direkte Erfahrung (Schwarzer, 2004). Die direkte Erfahrung hat im Vergleich zu einer Gefühlsregung einen stärkeren Einfluss auf die Selbstwirksamkeitserwartung, denn hat eine Person eine Aufgabe schon einmal selbst gelöst und den Zusammenhang zwischen der Anstrengung, die dafür nötig war, und dem Ergebnis hergestellt, hat es einen hohen positiven Effekt für die Selbstwirksamkeitserwartung. Bei einer indirekten Erfahrung projeziert eine Person es auf sich, weil eine andere Person positive Erfahrung gemacht hat, es findet also ein Vergleichsprozess statt. So könnte eine gute Freundin an einem Rückentraining teilgenommen haben, wodurch ihre Beschwerden gelindert oder sogar behoben wurden. Diese Erfahrung der Freundin gibt also ein gutes Gefühl und verschafft der Person die Einstellung, sie könne das auch schaffen. Durch ein Gespräch mit einer anderen Person kann durchaus auch eine Steigerung der Selbstwirksamkeitserwartung festgestellt werden. Eine Freundin, die einem gut zuspricht, ein Lehrer, der seinen Schüler bestärkt oder ein Trainer, der seine Mitglieder motiviert. Am schwächsten wirkt sich die Informationsgewinnung aus einer Gefühlsregung auf die Selbstwirksamkeit aus. Physiologische Reaktionen beeinflussen das Handeln und geben Rückschlüsse über die eigenen Kompetenzen, wie zum Beispiel ein schnellerer Puls bei Angst oder Aufregung. Wenn eine Person also ein Angstgefühl hat, wird sie sich als weniger kompetent einstufen und sich ihrer Aufgabe nicht gewachsen fühlen, wohingegen ein Mensch mit hoher Selbstwirksamkeitserwartung eine bessere Chance hat, die Aufgabe gelassen anzugehen und sie in seinem Kompetenzbereich zu sehen (Bandura, 1997; zitiert nach Schwarzer, 2004).

1.2 Spezifische Selbstwirksamkeitserwartung

Im Anschluss habe ich mich mit dem Fragebogen der nachstehenden Tabelle beschäftigt, der die spezifische Selbstwirksamkeitserwartung bezüglich gesunder Ernährung näher erläutern soll. Die individuellen Ergebnisse der Befragten ergeben sich aus 18 Fragen mit je fünf Antwortmöglichkeiten (abgestuft von „ganz sicher" (5 Punkte) bis hin zu „gar nicht sicher" (1 Punkt)). Summiert man die 18 Antworten, erhält man eine Punktzahl zwischen 18 und 90. Je höher die Zahl, desto höher die Selbstwirksamkeitserwartung. Befragt wurden vier Frauen und ein Mann aus privatem Umfeld. Die Altersspanne liegt zwischen 22 und 48. Keiner der befragten Personen treibt Sport in einem Sportstudio.

Tab. 1: Itemanalyse der Skala zur spezifischen Selbstwirksamkeit zur gesunden Ernährung (modifiziert nach Gölz, Schwarzer & Fuchs, 1998, S. 29)

Ich bin mit sicher, mich auch gesund ernähren zu können, wenn:	Gar nicht sicher (1)	Eher un- sicher (2)	Teilsteils (3)	Eher sicher (4)	Ganz sicher (5)
… ich im Restaurant bin.					
… ich alleine bin.					
… es mir langweilig ist.					
… ich im Urlaub/auf Ausflügen bin.					
… ich mir etwas besonderes gönnen möchte.					
… ich Ärger habe.					
… ich deprimiert bin.					
… Wochenenden/Feiertage sind.					
… ich Stress habe.					
… ich von Freunden/Bekannten eingeladen bin.					
… ich enttäuscht bin.					
… ich auf einem größeren Fest (Hochzeit, Geburtstag) bin.					
… ich nervös bin.					
… ich nicht auffallen will.					
… sich jemand besondere Mühe beim Kochen gemacht hat.					
… ich keine Zeit habe, mich um Einkauf und Zubereitung zu kümmern.					
… ich Heißhunger auf etwas Bestimmtes habe.					
… es etwas Leckeres, aber Ungesundes gibt.					
Summe					

Betrachtet man die Ergebnisse der fünf befragten Personen, die in folgendem Diagramm dargestellt sind, kann man erkennen, dass gesundes Essverhalten schlechter, bis nicht mehr einzuhalten ist, sobald eine Person unter Stress, Ärger, Enttäuschung oder anderen negativ belasteten physischen und psychischen Eigenschaften leidet. Weitere negative Einflüsse auf das Ernährungsverhalten sind zu wenig Zeit, Heißhunger oder wenn man unterwegs ist, wie auf Festen oder Ausflügen. Möchte man sich allerdings belohnen oder das Essen wird für einen zubereitet, sieht man, dass das Essverhalten der Befragten positiv beeinflusst wird. Die Punktzahlen der Personen zwei und drei sind höher. Auf Nachfrage wurde berichtet, dass sie zum einen schon erfolgreich Gewicht verloren haben und zum anderen sich schon immer so ernähren. Person fünf zeigt hier die geringste Punktzahl und somit auch die schwächste Selbstwirksamkeit. Auf Nachfrage gibt sie an, dass es sie zu viel Energie kosten würde. Zusammenfassend kann man sagen, dass es mehr negative Einflussfaktoren gibt, als positive. Die Selbstwirksamkeitserwartung kann bei allen Befragten noch gesteigert werden.

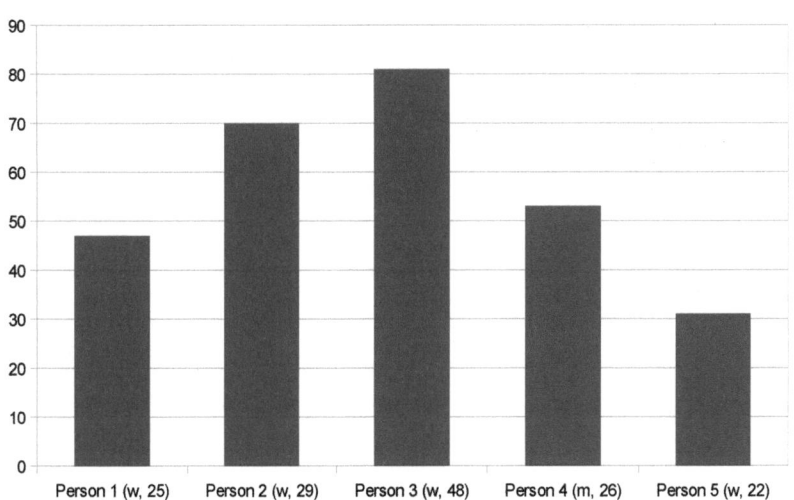

Abb. 1: Auswertung der Itemanalyse zur spezifischen Selbstwirksamkeitserwartung

1.3 Vergleich zweier Studien zur Selbstwirksamkeitserwartung

Tab. 2: Gegenüberstellung der Studien von Dohnke, Müller-Fahrnow & Knäuper (2006) und Schneider & Rief (2007)

	Dohnke et al. (2006)	Schneider & Rief (2007)
Fragestellung(en)	Einfluss von Ergebnis- und Selbstwirksamskeitserwartungen auf die Ergebnisse	Führen Therapieerfolge in Schmerzbewältigung und Beeinträchtigung zur Stei-

	einer Rehabilitation bei Hüftgelenksersatz	gerung der Selbstwirksamkeitserwartungen? Welchen relativen Beitrag leisten Erfolge in diesen Bereichen?
Stichprobe	<ul><li>1065 Patienten nach Hüftgelenksersatz</li><li>60% der Patienten weiblich, durchschnittliches Alter: 64,58;</li><li>meistgenannte Diagnose: Hüftarthrose (92%);</li><li>Rehabilitationsmaßnahme begann im Durchschnitt 21,56 Tage nach chirurgischen Eingriff;</li><li>Dauer ca. 22,64 Tage.</li></ul>	<ul><li>316 Patienten mit somatoformer Schmerzstörung (ICD-10: F45.4);</li><li>Behandlung in der Edertal Klinik;</li><li>durchschnittliches Alter: 47,9 Jahre, 85,1% weiblich;</li><li>Stationäre Bahndlungsdauer: 38,4 Tage;</li><li>durchschnittlich 2,6 Diagnosen im Entlassungsbericht</li><li>Patienten litten im Schnitt 8 Jahre unter Schmerzen</li><li>nur knapp 50% erwerbstätig</li></ul>
Materialien/Test	<ul><li>Hierarchische multiple Regressionsanalysen mit abhängigen Variablen „Schmerzstärke" (anhand einer Schmerzskala) und „Anzahl eingeschränkter ADL-Funktionen" und Varianzanalysen.</li><li>Fragebögen zu Reha-Beginn und -Ende, sowie nach sechs Monaten nach Entlassung;</li><li>Erhobene Daten:<ul><li>T1: Ergebnis- und Selbstwirksamkeitserwartung, Depressivität, behandlungsbezogene Erfahrungen und Arztangaben</li></ul></li></ul>	<ul><li>Strukturgleichungsmodelle wurden im Rahmen konfirmatorischer Pfadanalysen analysiert und kreuzvalidiert;</li><li>Fragebögen mit folgenden Inhalten:</li></ul>- Prä-post-Messung (zwei Messpunkte) Selbstwirksamkeit, Schmerzverarbeitung, Depressivität, Ängste und Beeinträchtigungen - Post-Messungen: Erfolge

	zum physischen Gesundheitszustand ○ T1 und T2: Alter, Geschlecht, Schmerzen und eingeschränkte Alltagsfunktionen	
Untersuchungsdesign	• Multizentrische Längsschnittstudie zur Rehabilitation nach Hüftgelenkersatz • Durchgeführt in 13 orthopädischen Rehabilitationskliniken • Fragebögen zu Alter, Geschlecht, Schmerzen und eingeschränkter Alltagssituationen, Ergebniserwartung und Selbstwirksamkeitserwartung, Depressivität und behandlungsbezogene Erfahrungen • Arztangaben zu körperlichen Gesundheitszustand	• Feldstudie mit Stichproben und zwei Messpunkten; • Patienten bei Aufnahme und Abschluss einer stationären psychosomatischen Rehabilitation hinsichtlich Selbstwirksamkeitserwartungen, Schmerzbewältigungsstrategien, schmerzbedingter und allgemeinpsychischer Beeinträchtigung untersucht und bei Entlassung zusätzlich mit direkten Therapieerfolgsratings befragt
Hauptergebnisse	Bessere Reha-Ergebnisse, je positiver die Ergebniserwartung und je höher die Selbstwirksamkeitserwartungen zu Reha-Beginn	erfolgreiche Reduktion der schmerzbedingten und allgemeinpsychischen Beeinträchtigung hat die stärksten direkten Effekte, die Verbesserung der Schmerzbewältigungsstrategien über die Verbesserung der Beeinträchtigung den stärksten Gesamteffekt

In beiden Studien wurde sich mit der Ergebnis- und Selbstwirksamkeitserwartung, deren Auswirkungen, Beeinflussungen und Strategie, sich diese zwei Kompetenzen anzueignen, befasst. Die Studie von Dohnke et al., an der 1065 ausgewählte Patienten teilnahmen, wurde mit einer elfstufigen Rankingskala ausgewertet. Durch die Querschnitt- und Längsschnittanalyse fiel die prospektive Beobachtungsstudie positiv aus. Dohnke et al. gelangen zu dem Ergebnis, dass bei Patienten, die vor dem Reha-Beginn eine hohe Selbstwirksamkeitserwartung aufwiesen, auch ein besseres Rehabilitationsergebnis nachgewiesen werden konnte. Allerdings bleiben die langfristigen Ergebnisse aus, da die Ergebnisse des Richtwerts „sechs Wochen nach Reha-Ende" leider nicht berücksichtigt wurden. Schneider & Rief werteten ihre Studie mit einem Strukturgleichungsmodell im Rahmen konfirmatorischer Pfadanalysen aus. Bei ihrer Studie nahmen nur 316 zufällig auserwählte Patienten teil. Durch diese geringe Anzahl, wird das Ergebnis möglicherweise erschwert, da Ausreißer schwerer ins Gewicht fallen und so die Ergebnisse verfälscht sein könnten. In Abhängigkeit der Schmerzbewältigungsstrategien konnte eine Verbesserung der Selbstwirksamkeitserwartung bestätigt werden. Zusammengefasst kann man zur Studie von Dohnke et al. sagen, dass umso höher die Selbstwirksamkeitserwartung und die Ergebniserwartung zu Reha-Beginn waren, desto positiver fiel die Rehabilitation zum Reha-Ende aus. Eine höhere Selbstwirksamkeitserwartung zeigte sich durch einen hohen körperlichen Gesundheitszustand, emotionales Wohlbefinden und eine niedrige Depressivitätsrate. Obwohl die Selbstwirksamkeitserwartung zu Beginn niedriger war, zeigte sich zusammengefasst in der Studie von Schneider und Rief, dass durch die Verbesserung der Schmerzbewältigungstherapie die Selbstwirksamkeitserwartung bei somatoformen Schmerzpatienten gestiegen ist. Vergleicht man beide Studien, lässt sich sagen, umso höher die Selbstwirksamkeitserwartung, desto niedriger auch das Schmerzempfinden.

2 Das gesundheitspsychologische Handlungsfeld „Stress"

2.1 Definition Stress

Der Begriff „Stress" leitet sich vom lateinischen Wort „stringere" ab, welches „zusammenziehen/zusammendrücken" bedeutet. Die heutige Bedeutung von Stress lässt sich von dem englischsprachigen Wort „stress" ableiten, welches ursprünglich die Belastbarkeit von Materialen bezeichnete. Der Biochemiker Selyes prägte die Bezeichnung für die Medizin und Psychologie, indem er herausstellte, dass der Organismus unter starken Umweltbelastungen eine unspezifische Alarmreaktion zeigt. Dabei spricht er von einem Reiz, auf den der Körper mit Aktivierung reagiert, was sowohl bei positiven, als auch negativen Erlebnissen geschieht. Stress bezeichnet also laut Selyes die Aktivierungsreaktion eines Körpers auf Anforderungen oder Belastungen, die sogenannten Stressoren (Litzcke, Pletke & Schuh, 2013). Trotzdem lässt sich der Begriff Stress nicht eindeutig definieren, da es zu viele Bedeutungen gibt (Knoll, Scholz und Rieckmann, 2011).

2.2 Entstehung von Stress

Durch weitere Untersuchungen fand man heraus, dass viele verschiedene Stressoren die Auslöser der unspezifischen Reaktionen auf einen Reiz sind. Hierbei unterscheidet man physische Stressoren, aufgabenbezogene Stressoren, arbeitsbezogene Stressoren, soziale Stressoren, veränderungsbezogene Stressoren, traumatische Stressoren und Rollenstressoren. Bei physischen Stressoren handelt es sich beispielsweise um Lärm, Kälte, Hitze, Schmutz, Nässe, Vibration, Hunger, Verletzungen, Infektionen, Entzündungen oder auch um ein nicht ergonomisch gestaltetes Arbeitsumfeld. Aufgabenbezogene und arbeitsbezogene Stressoren können zum Beispiel Zeitdruck, widersprüchliche Arbeitsanweisung, monotone Arbeit, ständige Unterbrechungen, Schichtdienst und Überstunden sein. Auch Unklarheiten in der Rollenverteilung oder Änderungen, wie die Einführung neuer Technologien, sind Stressoren. Des Weiteren sind Traumata wie Unfälle, Verluste oder auch Vergewaltigungen bedeutende Stressoren. Eine weitere wichtige Bedeutung haben soziale Stressoren, die sich beispielsweise durch Mobbing, sexuelle Belästigung und Konflikte zeigen (Bernhard & Wermuth, 2011).

2.3 Theoretische Grundlagen

Wie auch bei der Definition von Stress existieren einige theoretische Ansätze dazu (Hemming, 2015, S. 75-100). Näher wird wie folgt auf die transaktionale Stresstheorie von Lazarus und Launier (1978) eingegangen, die Person und Umwelt in Zusammenhang bringen. Lazarus ist der Meinung, dass die Umwelt, welche die Reize liefert, zusammen mit der Person, welche auf den Reiz reagiert, die Stressepisoden bedingen. Dadurch entsteht ein Person-Umwelt-Prozess. Am Anfang einer möglicherweise Stress auslösenden Situation steht in der kognitiv-transaktionalen Stresstheorie von Lazarus und Launier (1981; zitiert nach Jerusalem, 1990) die kognitive Bewertung der Situation. Wie der Stress empfunden wird, entscheidet sich durch kognitive Einschätzungsprozesse sog. „appraisals", die zwei Teilaspekte umfassen. Zum Einen die primäre Einschätzung (primary appraisal), welche sich auf die individuelle Bewertung einer Situation bezieht. Zum Anderen die Sekundärbewertung (secondary appraisal), die fast gleichzeitig mit der primären Einschätzung stattfindet. Die Sekundärbewertung bringt die eigenen Handlungskompetenzen und -möglichkeiten mit den gegebenen Situationen in Zusammenhang (Knoll et al, 2011). „Unter Berücksichtigung der Tatsache, dass Individuen im Sinne einer Person-Umwelt-Interaktion auf ähnliche Belastungssituationen unterschiedlich reagieren, kann nicht ausschließlich von einer direkten Vermittlung gesundheitlicher Folgen durch eine hohe Stressbelastung ausgegangen werden" (Huber, 2014).

2.4 Übersicht der Zahlen und Daten

Eine Studie der Techniker Krankenkasse (2016) hat herausgefunden, dass sich sechs von zehn Menschen gestresst fühlen. 23 Prozent davon geben sogar an häufiger gestresst zu sein, was im Vergleich zu der Studie von 2013 eine Steigerung von drei Prozent ist. Trotzdem sagen rund 40 Prozent der Befragten, dass sie nie oder nur selten Stress empfinden. Dabei kann man zwischen den Geschlechtern kaum einen Unterschied verzeichnen. Bei den Frauen sind es 63 Prozent, bei den Männern 58 Prozent. Betrachtet man Menschen im fortgeschrittenen Alter, so sieht man, dass ab einem Alter von 50 Jahren der Stress wieder präsenter ist. Drei von vier Befragten gaben hier an, in Hinblick auf die Digitalisierung und die bevorstehende Rente unter Druck zu stehen und sich schwerer an Neues anpassen zu können.

2.5 Präventions- und Interventionsmaßnahmen

Da Stress in den letzten Jahren immer mehr an Bedeutung gewonnen hat und die Zahlen der Personen, die sich gestresst fühlen gestiegen ist, wird es immer bedeutsamer gegen den Stress vorzugehen, zumal Stress gesundheitliche Folgen mit sich bringt. Hier wird zwischen mittel- und langfristigen und kurzfristigen Folgen auf drei verschiedenen Ebenen unterschieden. Auf kognitiv-emotionaler Ebene zählen zu den kurzfristigen Folgen Anspannung, Überempfindlichkeit und Nervosität, wohingegen die mittel- und langfristigen Folgen Erschöpfung oder sogar die Entwicklung psychischer Störungen sein können. Gereiztheit, Aggressivität oder Streitverhalten können kurzfristige Folgen auf der behavioralen, offen wahrnehmbaren, Ebene sein. Mittel- und langfristige Folgen wären hier soziale Isolation oder mehr Fehlzeiten am Arbeitsplatz. Als dritte Ebene betrachtet man den physiologischen Teil. Hier können Verdauungsprobleme, Kopfschmerzen und

Verspannungen auftreten. Langfristig betrachtet, können zum Beispiel Herz-Kreislauf-Beschwerden und Diabetes auftreten (Huber, 2014).

Zur Prävention von Stress gibt es einige Möglichkeiten. Tanghatar (2012) führt hierzu auf, dass körperliche Aktivität und Entspannungs- wie auch Atemtechniken Stress vermeiden können. Außerdem ist es hilfreich, Zeit- und Organisationsmanagement zu betreiben mit ausreichend Pausen. Natürlich gehört auch der Spaß dazu. Freunde treffen, sich Zeit nehmen für sich selbst und lachen, führt er als wichtigen Punkt auf. Genauso wichtig ist das soziale Umfeld.

Wenn der Stress allerdings schon präsent ist und man versucht, ihn zu bewältigen, kann ein breites Repertoire an Copingstrategien von Vorteil sein. Je mehr Strategien von einem Individuum angewendet werden können, desto höher die Effizienz, den Stress zu mindern oder gar zu beseitigen. Die Anwendbarkeit dieser Strategien ist abhängig von den persönlichen und auch sozialen Ressourcen (Franzkowiak & Franke, 2019). Es werden drei Arten von Strategien unterschieden, nämlich instrumentelles, emotionsbezogenes und regeneratives Coping. Bei dem instrumentellen Coping geht es darum, zielgerichtet zu handeln, um die Umweltsituation zu verändern. Das emotionsbezogene Coping ist darauf ausgerichtet, eine Veränderung der Gefühle und Gedanken hervorzurufen, sei es durch kognitives Umstrukturieren oder einfach Ablenkung. Durch Erholung, Entspannung und Bewegung können körperliche Anspannungen gelöst , innere Unruhe gedämpft und der Aufbau neuer Energie begünstigt werden, was dann als regeneratives Coping bezeichnet wird.

„Ziel des Projekts ist es, die Anfälligkeit für psychische Störungen zu senken, indem Menschen lernen, ihre persönlichen Schutzfaktoren zu stärken und ihr Leben intensiver nach ihren Werten auszurichten" (Bohus, 2013). Damit leitete die AOK ein Programm zur Prävention von Stress ein.

2.6 Konsequenzen für eine gesundheitsorientierte Beratung

Bei der Beratung sollte unbedingt näher auf den Stress des Kunden eingegangen werden. Es liegt am Berater, das Gespräch so zu führen, dass Stressoren ermittelt werden und Möglichkeiten diese wieder aus dem Weg zu schaffen vom Kunden herausgefunden werden und möglicherweise gleich zu einer Lösung führen. Hierbei ist es sehr wichtig, dass der Berater dem Kunden mit Verständnis entgegentritt und Gesagtes ernst nimmt, den Interessenten in seinem Vorhaben soweit zu unterstützt, sodass der Stress nicht mehr wird, sondern weniger. Einfühlungsvermögen ist hier Voraussetzung.

3 Beratungsgespräch

Fallbeispiel 2: Herr Fischer ist 58 Jahre alt und normalgewichtig (181 cm, 76kg). Er arbeitet als Beamter beim Jugendamt. Seit einem Jahr leidet er unter regelmäßigen Rückenschmerzen. Er treibt zur Zeit keinen Sport, jedoch hat er bis vor fünf Jahren regelmäßig Fußball gespielt. Er möchte seine Rückenschmerzen reduzieren oder – im Idealfall – komplett bekämpfen (Thema „Rückenschmerzen")

3.1 Zuordnung in ein Modell des Gesundheitsverhaltens

Herr Fischer wird der Absichtsbildung (contemplation), des Transtheoretischen Modells (TTM) zugeordnet, denn die Absichtslosigkeit, in der das gesundheitsschädigende Verhalten zwar in das Bewusstsein tritt, aber nicht beachtet wird, ist erfolgreich abgeschlossen, da er sich vorgenommen hat etwas gegen die Rückenschmerzen zu unternehmen (Prochaska & DiClimente, 1984). Momentan ist er in der Phase des Wünschens und noch nicht zur Handlung entschlossen. Um das Rubikon zu überschreiten, muss eine Handlungsintention vorhanden sein, der Entschluss zur Handlung muss also gefasst sein. Hierfür ist eine umfassende Informationsgewinnung und Erörterung der Motivation und des Beweggrundes wichtig, welche durch offene Fragen im Gespräch herausgefunden werden können. Er möchte seine Rückenbeschwerden reduzieren oder sogar komplett bekämpfen. Das heißt, dass er schon ein Ziel hat, welches jetzt ausführlich anhand der SMART-Formel formuliert wird, um die Veränderung als machbar darzustellen. Ziele nach der SMART-Formel formuliert sind spezifisch, messbar, attraktiv, realistisch und terminiert formuliert. Herr Fischer werden also jetzt die Vorteile vor Augen geführt, welche er für seinen Rücken aus regelmäßigem Sport und seiner Verhaltensänderung ziehen kann. Dabei wird auch der Nutzen den Kosten gegenübergestellt, wobei der Posten des Nutzen größer ist als der der Kosten. Ziel der Beratung ist Herrn Fischer über das Rubikon zu geleiten und ihn in die Richtung zu führen, dass er motiviert ist und anfängt, zu handeln, nämlich Sport zu treiben, um etwas gegen seine Rückenschmerzen zu unternehmen. Dabei werden Teilziele gesteckt, wie zum Beispiel die Schmerzreduktion in den nächsten vier Wochen, messbar anhand einer Schmerzskala.

Seine Selbstwirksamkeitserwartung kann erhöht werden, indem man Erfahrungsberichte anderer Betroffener hinzuzieht und ihn in seinem Vorhaben bestärkt und den ersten Schritt, dass er sich beraten lässt, lobt. Um Motivation und Einsatz von Herrn Fischer aufrecht zu erhalten, können Verstärker eingesetzt werden, wie zum Beispiel Lob.

3.2 Die Rolle des Beraters

Als Berater ist vor dem Beratungsgespräch wichtig, gut vorbereitet zu sein, was nicht nur das Vorbereiten des Unternehmens betrifft, sondern auch die mentale Vorbereitung. Die äußerliche Erscheinung wird durch saubere und faltenfreie Kleidung, nicht zu viel Parfum oder Make-up und natürlich selbstbewusstes, waches und freundliches Auftreten ausgezeichnet. Ein guter Berater zeichnet sich außerdem durch Empathie und einer hohen Sozialkompetenz aus. Eigene Überzeugung von dem, was der Berater an den Kunden bringen will, ist ein weiterer wichtiger Punkt. Durch die Coaching-Haltung erreicht der Berater, dass er den Kunden weniger in eine Richtung zieht, sondern ihn langsam dorthin bringt, indem der Interessent selbst zu dem Entschluss kommt. Wertschätzung und Aufnehmen der Ideen des Kunden können dem Beratenden dabei helfen, die Motivation des Interessenten zu steigern und sollten zumindest ausprobiert werden. Um möglichst viele Informationen vom Klienten zu erhalten, sollte ein Berater größtenteils offene Fragen stellen, da diese zum Nachdenken anregen und den Kunden teilweise zu Problemen führt, die ihm selbst noch gar nicht bewusst waren. Daher ist eine Beziehungsebene von Anfang an aufzubauen, denn einem Menschen, den man unsympathisch findet, erzählt man weniger als einem sympathischen. Hierzu ist das finden von Gemeinsamkeiten dienlich. Nicht nur eine aufrechte Haltung und positive Ausstrahlung sind hierbei von Bedeutung. Um eine Beziehung zum Gegenüber aufzubauen muss Kommunikation stattfinden. Diese erfolgt nicht nur verbal, sondern auch paraverbal und nonverbal. Beginnend bei der Begrüßung, welche dem Interessenten den ersten Eindruck liefert, sollte der Berater ihn Tageszeit abhängig begrüßen und sich mit Namen vorstellen. (Pieter, 2018, S. 204-207; zitiert nach Bänsch, 2006).

3.3 Beispiel eines Gesprächsverlaufes

Kunde = K   Berater = B

angewandte Werkzeuge sind kursiv geschrieben

(Kunde kommt zur Tür herein)

B: Guten Tag und Herzlich Willkommen bei Mr. Sport. Mein Name ist Nadine.

K: Hallo, Fischer mein Name. Ich wollte mal fragen, wie viel es bei Ihnen kostet.

B: Sehr gerne, Herr Fischer. Setzen wir uns einen Moment und ich erkläre Ihnen alles. (Auf dem Weg zum Tisch) Darf ich Ihnen Wasser anbieten?

K: Ja, bitte.

(B holt Wasser und setzt sich dann zu K)

B: Zuerst würde ich Ihnen gerne ein paar Fragen stellen zu Ihren persönlichen Zielen, um dann individuell auf Ihre Bedürfnisse eingehen zu können. Anschließend zeige ich Ihnen den Club, bevor wir uns zum Schluss nochmal zusammensetzen und ich Ihnen zeige, wie man bei uns starten kann.

K: Ja, super, hört sich gut an!

B: Herr Fischer, kennen Sie Mr. Sport schon?

K: Ja, ein Freund trainiert hier und ist begeistert. Er hat es mir weiterempfohlen.

B: Das ist schön! Freut mich, dass auch Sie den Weg zu uns gefunden haben. Dann hoffe ich, Sie auch begeistern zu können. Was sind denn Ihre Sport- und Gesundheitsziele?

K: Ich habe seit einem Jahr Rückenschmerzen und wäre gerne wieder schmerzfrei.

B: Alles klar. Da sind sie bei uns genau richtig. Wo haben Sie die Schmerzen und wann treten sie auf?

K: Nach langem Sitzen in der Arbeit oder Stehen schmerzt der untere Rücken und mein Nacken.

B: Bei welchen Bewegungen sind Sie im Moment eingeschränkt oder verspüren Schmerz?

K: Schlimm ist es abends, wenn ich von der Arbeit nach Hause gehe, ich habe dann Schmerzen beim Gehen und Kopfschmerzen. Wenn ich mich länger bücke, komme ich fast nicht mehr hoch.

B: Was hat sie bisher davon abgehalten etwas gegen die Schmerzen zu unternehmen und seit wann überlegen Sie schon etwas für sich zu tun?

K: Seit ich letzte Woche auf meine Nichten aufpassen sollte und kaum mit Ihnen spielen konnte, das hat mir sehr leid getan. Ich fühle mich einfach nicht motiviert genug.

B: Ja, das verstehe ich. Dann ist es umso besser, dass Sie jetzt bei uns sind und bald wieder mit Ihren Nichten spielen können! Was könnte Sie den motivieren?

K: Wenn ich erste Erfolge sehe und merke, dass es mir besser geht.

B: Das ist sehr gut, Herr Fischer, weil der erste Schritt in diese Richtung ist bereits getan, weil Sie hier sind. Wissen Sie denn, wie Sie etwas gegen die Schmerzen machen können?

K: Wahrscheinlich Sport machen.

B: Richtig, Herr Fischer. Was würde sich für Sie verändern, wenn die Schmerzen nicht mehr da sind? *Offene Frage*

K: Ich könnte endlich wieder länger mit meinen Freunden am Tisch sitzen können oder erholsam schlafen. Außerdem gehen meine Freunde gerne klettern, nur ich kann nicht mit, weil ich so Schmerzen habe.

B: Wie hört es sich für Sie an, wenn ich sage, da können wir Ihnen auf jeden Fall helfen?

K: Das hört sich wunderbar an!

B: Um die Rückenschmerzen zu lindern oder sogar ganz loszuwerden ist es wichtig, die Muskeln zu stärken. Sie können sich das wie eine Art Korsett vorstellen, dass durch Ihre eigenen Muskeln aufgebaut wird und die Wirbelsäule stabilisiert und unterstützt.

K: Wie oft und wie lange müsste ich denn Sport machen?

B: Wir empfehlen zwei- bis dreimal pro Woche für eine halbe Stunde.

K: Das ist aber oft, dann hab ich weniger Freizeit und die ist mir schon sehr wichtig.

B: Herr Fischer, was glauben sie passiert auf lange Sicht gesehen, wenn Sie nichts gegen Ihre Rückenschmerzen unternehmen?

Offene Frage

K: Die Schmerzen bleiben.

B: Genau. Durch zweimal in der Woche Sport können Sie Ihre Beweglichkeit fördern und lindern Ihre Schmerzen, was Sie dann aber auch länger am Tisch Ihrer Freunde sitzen lässt.

K: Ja, das stimmt. Eine halbe Stunde ist ja auch eigentlich nicht viel und trotzdem kann ich mich sehr schwer dazu aufraffen, etwas zu tun.

B: Wer oder was könnte Ihnen dabei helfen? *Offene Frage*

K: Ein Trainingspartner oder feste Termine zum Sport vielleicht.

B: Gut! Fällt Ihnen da schon jemand ein? Vielleicht der Freund, der schon hier trainiert? Wäre das nicht toll?

K: Ja, das stimmt, den könnte ich fragen.

B: Super! Wie könnte denn ein Ziel für die nächsten 3 Monate aussehen?

K: Zwei- bis dreimal die Woche mit meinem Freund gezielt trainieren, um die Rücken-schmerzen endlich loszuwerden.

B: Das hört sich doch gut an und ich halte das so fest. Herr Fischer ich zeige Ihnen jetzt den Club und dann setzen wir uns nochmal kurz zusammen.

K: Ja, gerne.

(Clubtour und Preispräsentation)

(…)

K: Das ist nicht gerade wenig Geld.

B: Herr Fischer, was ist Ihnen Ihre Gesundheit wert?

K: Wenn sie so fragen, dann sollte es mir das schon wert sein, aber ich glaube die Kos-ten sind mir zu hoch.

B: Sie haben vorher erwähnt Sie würden gerne wieder besser schlafen oder länger Zeit mit Freunden verbringen. Was können Sie noch für sich gewinnen, wenn Ihre Schmerzen weg sind?

Offene Frage

K: Wenn die Nackenschmerzen weg wären, könnte ich in der Arbeit vermutlich produk-tiver sein und wäre nicht so verspannt.

B: Wenn ich einmal zusammenfasse: Sie erhalten durch zweimal die Woche á 30 Minu-ten Sport, mehr Konzentration in der Arbeit, mehr Zeit mit Freunden, Klettern, ein bes-seres Körpergefühl, mehr Beweglichkeit und besseren Schlaf, weil Ihre Schmerzen we-niger und nach einer Zeit bestimmt auch ganz weg sind.

Kosten-Nutzen-Waage

K: Ja, stimmt, das sollte es mir definitiv wert sein! Wann kann ich anfangen?

(K fängt an zu trainieren und hat das Rubikon erfolgreich überschritten)

4   Literaturverzeichnis

Bandura, A. (1997). *Self-efficacy. The exercise of control.* New York: Freeman.

Bernhard, H. & Wermuth, J. (2011). *Stressprävention und Stressabbau. Praxisbuch für Beratung, Coaching und Psychotherapie.* Weinheim Basel: Beltz.

Bohus, M. (2013). *AOK startet Präventionsprogramm gegen Stress.* Zugriff am 26.03.2019. Verfügbar unter https://www.aerzteblatt.de/nachrichten/55978/AOK-startet-Praeventionsprogramm-gegen-Stress

Dohnke, B., Müller-Fahrnow, W. & Knäuper, B. (2006). Der Einfluss von Ergebnis- und Selbstwirksamkeitserwartungen auf die Ergebnisse einer Rehabilitation nach Hüftgelenkersatz. *Zeitschrift für Gesundheitspsychologie, 14 (1),* 11-20.

Franzkowiak, P. & Franke, A. (2019). *Stress und Stressbewältigung – Leitbegriffe der Gesundheitsförderung – BzgA.* Zugriff am 24.03.2019. Verfügbar unter https://www.leitbegriffe.bzga.de/pdfseite.php?id=angebote&idx=182

Gölz, C., Schwarzer, R. & Fuchs, R. (1998). Selbstwirksamkeit zu gesunder Ernährung: Erprobung eines Meßinstruments an Patienten mit Fettstoffwechselstörungen. *Journal of Public Health, 6 (1),* 29-43.

Hemming, K. (2015). *Freizeitaktivitäten, chronischer Stress und protektive Ressourcen. Längsschnittstudie zu hohen Leistungsanforderungen in Sport und Musik im Kindesalter.* 75-100. Wiesbaden: Springer.

Huber, K. (2014). *Zusammenhänge zwischen Persönlichkeit, Stresserleben & Gesundheitsverhalten – eine empirische Studie mit Studierenden.* Bachelor-Arbeit, Universität Koblenz-Landau, Campus Landau. Landau.

Jerusalem, M. (1990). *Persönliche Ressourcen, Vulnerabilität und Stresserleben.* Göttingen: Hogrefe.

Knoll, N., Scholz, U. & Rieckmann, N. (2011). *Einführung Gesundheitspsychologie.* (2. Aufl.). München: Ernst Reinhardt.

Lazarus, R. S. & Launier, R. (1978). Stress-related transaction between person and environment. In L.A. Pervin & M. Lewis (Hrsg.), *Perspectives in interactional psychology.* 287-327. New York: Plenum Press.

Litzcke, S., Pletke, M. & Schuh, H. (2013). *Stress, Mobbing und Burn-out am Arbeitsplatz.* (6., vollständig überarbeitete Aufl.). Berlin Heidelberg: Springer.

Pieter, A. (2018). *Studienbrief Psychologie des Gesundheitsverhaltens.* (rev.20.033.000). Saarbrücken: Deutsche Hochschule für Prävention und Gesundheitsmanagement

Prochaska, J. O. & DiClimente, C. (1984). *The transtheoretical approach: Crossing the traditional Boundaries of Therapy.* Homewood: Dow-Jones/Irwin

Schneider, J. & Rief, W. (2007). Selbstwirksamkeitserwartungen und Therapieerfolge bei Patienten mit anhaltender somatoformer Schmerzstörung (ICD-10: F45.4). *Zeitschrift für Klinische Psychologie und Psychotherapie, 36 (1),* 46-56.

Schwarzer, R. (2004). *Psychologie des Gesundheitsverhaltens* (3. Aufl.). Göttingen: Hogrefe.

Tanghatar, R. (2012). *Stress. Psychosomatisches Wohlbefinden erlangen.* Centaurus.

Techniker Krankenkasse. (2016). *Entspann dich Deutschland. TK-Stressstudie 2016.* Zugriff am 24.03.2019. Verfügbar unter https://www.tk.de/resource/blob/2026630/9154e4c71766c410dc859916aa798217/tk-stressstudie-2016-data.pdf

5 Abbildungs- und Tabellenverzeichnis

5.1 Abbildungsverzeichnis

Abb. 1: Auswertung der Itemanalyse zur spezifischen Selbstwirksamkeitserwartung (S.5)

5.2 Tabellenverzeichnis

Tab. 1: Itemanalyse der Skala zur spezifischen Selbstwirksamkeit zur gesunden Ernährung (modifiziert nach Gölz, Schwarzer & Fuchs, 1998, S. 29) (S.4)

Tab. 2: Vergleich der Studien von Dohnke et al. (2006) und Schneider & Rief (2007) (S.5)

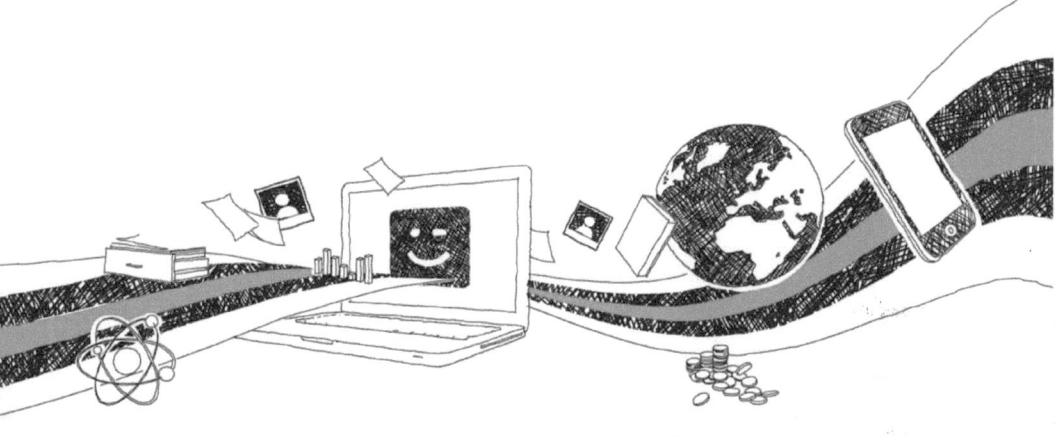
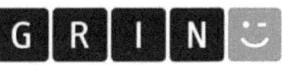